LETTRE MÉDICALE

SUR

VICHY.

MÉDICATION HYDRO-CARBONIQUE

SES APPLICATIONS
SES RESSOURCES MÉDICALES ET SON AVENIR

PAR

LE DOCTEUR E. BARBIER

MÉDECIN AUX EAUX DE VICHY

Ex-médecin du bureau de bienfaisance du huitième arrondissement de Paris, ex-médecin chargé de missions sanitaires en Orient, lauréat de la Faculté de Paris, membre correspondant de l'Institut Égyptien.

L'opportunité est l'âme de la guérison.

VICHY
C. BOUGAREL, Éditeur-Libraire de l'Empereur.

1865.

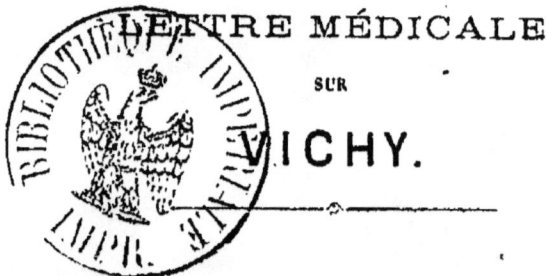

LETTRE MÉDICALE

SUR

VICHY.

MÉDICATION HYDRO-CARBONIQUE

SES APPLICATIONS

SES RESSOURCES MÉDICALES ET SON AVENIR.

LETTRE MÉDICALE

SUR

VICHY.

~~~~~~~~~~~~~~~~~

MÉDICATION HYDRO-CARBONIQUE

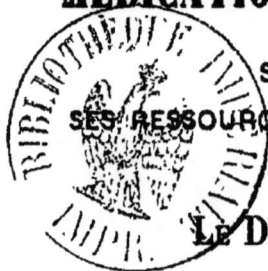

SES APPLICATIONS

SES RESSOURCES MÉDICALES ET SON AVENIR

PAR

Le Docteur E. BARBIER

MÉDECIN AUX EAUX DE VICHY

Ex-médecin du bureau de bienfaisance du huitième arrondissement de Paris, ex-médecin chargé de missions sanitaires en Orient, lauréat de la Faculté de Paris, membre correspondant de l'Institut Egyptien.

L'opportunité est l'âme de la guérison.

VICHY

C. BOUGAREL, Éditeur-Libraire de l'Empereur.

1865.

MÉDICATION HYDRO-CARBONIQUE
A VICHY.

INTRODUCTION.

Origine. — Historique.

Je m'adresse aux médecins étrangers à
nos thermes comme aux nombreux visi-
teurs qui les fréquentent chaque année.
J'expose à tous le résultat de mes convic-
tions médicales à l'endroit d'une médication récemment inaugurée à Vichy, et
dont l'importance mérite d'être mieux con-
nue : son application a nécessairement
étendu le champ de la pratique hydrologique à notre établissement thermal, à ce

point, que le progrès, à cet égard, réduit en paradoxe ce qui, hier encore, était envisagé comme un axiôme :

Je m'explique : Le domaine thérapeutique dans lequel certains médecins ont voulu consigner l'application des eaux minérales de Vichy, a été, jusqu'à ce jour, affecté exclusivement aux maladies sous-diaphragmatiques (1). On considérait ces mêmes eaux comme contre-indiquées et funestes dans le traitement des affections sus-diaphragmatiques. Les maladies de l'arbre bronchique, des voies respiratoires et du cœur n'étaient plus justiciables des eaux alcalines, et l'on pouvait alors, non sans quelques raisons, en infirmer la valeur dans le traitement qu'elles comportent. Il n'en est plus de même aujourd'hui, grâce au développement qu'a pris depuis

(1) Maladies des viscères et de l'abdomen.

quelque temps à Vichy cette nouvelle médication ; les angines chroniques, l'asthme,
les maladies. du pharynx et du larynx,
comme la pharyngite et la laryngite granuleuse, les inflammations de l'oreille interne ou externe, ayant provoqué déjà une
demi-surdité, les affections qui entraînent
l'affaiblissement de l'organe de la vision,
toutes ces diverses maladies qui, il y a peu
de temps, étaient encore exilées de Vichy,
peuvent aujourd'hui y être favorablement traitées, et y trouver quelquefois une
guérison radicale; nous sommes redèva-
bles de ce résultat à la médication hydro-
carbonique. Inaugurée à notre établissement, elle y a ouvert un nouvel horizon
à la médecine thermale.

Pour édifier l'opinion sur ce point, je
ne puis mieux faire que rappeler ici le fait
si concluant survenu au docteur Struve,
praticien distingué de l'Allemagne, le créa-

teur de cette médication, et qui publia lui-
même l'observation de sa maladie, et sa
guérison inespérée.

Souffrant depuis longtemps d'une lym-
phangite ganglionaire très-douloureuse,
ce médecin vint à Marienbad (Bohême),
pour y subir le traitement thermal ; la
cuisse et la jambe gauche étaient surtout
le siége de l'engorgement ; on suivait sur
le membre malade les vaisseaux lympha-
tiques sous forme de cordons noueux, mal
délimités, et devenus très-douloureux à la
pression : des traînées rougeâtres s'obser-
vaient çà et là le long de la cuisse gauche
envahie surtout par l'engorgement. Dans
cette situation, la marche n'était possible
qu'avec le concours d'un aide et des bé-
quilles ; voyant le traitement thermal presqu'impuissant, ce médecin eut un jour la
fantaisie d'exposer le membre malade à un
courant d'acide carbonique, émanant de

l'une des sources et constituant à son pé-
rimètre une couche de 40 centimètres environ ; commodément assis au-dessus de
la source, il laissa sa jambe pendante expo-
sée à l'action du gaz. Il ressentit d'abord,
comme il le dit lui-même, une sensation de
fourmillement, puis de chaleur croissante
qui amena successivement une transpiration profuse de la partie malade. Il s'é-
journa trois quarts d'heure environ dans
cet état, lorqu'il appela son domestique
pour sortir ; son étonnement fut grand de
n'éprouver d'abord aucune douleur et de
pouvoir ensuite marcher facilement sans le
concours de personne ; ce fait tenait presque
du prodige et sous le coup de l'impression
première, il alla lui-même confirmer à ses
amis la nouvelle inattendue de ce rétablissement inouï. Il persista dans l'emploi des
bains de gaz, pendant 25 jours encore, et
prit enfin congé des eaux de Marienbad,

dans un parfait état de guérison. Cette observation si remarquable a eu un grand retentissement dans toute l'Allemagne. Le docteur Struve existe encore, et jouit, à l'heure qu'il est, d'une santé générale, excellente, qui, depuis, n'a pas éprouvé la moindre récidive de l'affection ancienne. Cette cure si digne, à tous égards, a inévitablement provoqué l'attention du monde médical, et devint depuis, le point de départ, l'origine de cette méthode de traitement qui, chez nos voisins d'Outre-Rhin, jouit d'un considération légitime et si étendue. Quelques établissements thermaux en France ont suivi l'impulsion donnée par l'Allemagne, et Vichy, entre autres, est entré de front dans cette voie du progrès qui assure à ses eaux minérales une ressource infiniment précieuse et un avenir que tout concourt à consolider. Nos confrères de Vichy peuvent en témoigner, et

je pourrais moi-même arguer des faits incontestables que j'ai recueillis dans ma
pratique personnelle. Je reçus l'année pré-
cédente de Marseille, un malade qui m'é-
tait adressé par l'un des médecins distin-
gués de cette ville, M. le docteur Chauméry. Son client était atteint d'une affection cardiaque, avec hypertrophie commençante du cœur, et insuffisance des
valvules aortiques. Il y avait bruit de souf-
fle doux et prolongé au premier temps;
de l'oppression et des battements de cœur,
tantôt précipités, tantôt lents. Cette affection eût été peut-être renvoyée de Vichy
avec éclat par le médecin même à qui elle
eût été adressée, et cela à titre de contre-
indication pure et simple.

Je ne crus pas devoir en agir ainsi, en
considérant d'abord que l'affection en était
à son début, puis en songeant surtout à
l'efficacité que nous pourrions obtenir de

la médication hydro-carbonique : je me conformai d'ailleurs aux indications fournies par notre digne confrère le docteur Chauméry, médecin traitant, et d'après les commémoratifs fort bien exposés par lui, j'instituai le traitement par les inhalations et les bains de gaz acide carbonique. Je prescrivis les eaux avec beaucoup de réserve et une attentive surveillance ; la source Chomel dont chaque verre coupé, soit avec du petit lait, soit avec une infusion de polygala ou de camomille, fut ordonnée, mais toujours à doses réfractées et des bains tièdes pris à de rares intervalles, avec un tiers d'eau minérale. Ce traitement fut interrompu, mais je persistai dans l'emploi des douches et bains de gaz ; puis dans le courant de la cure, obligé d'intervenir, je n'eus à prescrire au malade qu'une simple potion de digitaline, avec addition de sirop thébaïque, qui fut réitérée suivant les indications. Le malade n'éprouva pendant son séjour aucun incident sérieux et quitta Vichy après vingt-cinq jours, dans un état d'amélioration manifeste ; l'oppression et l'insomnie qui en résultait avaient sensiblement disparu, l'état des forces était favorablement modifié, et le malade supportait beaucoup mieux les aliments, avec le retour de l'appétit depuis longtemps absent. Nous n'avions pas guéri, il s'en faut ; mais nous avions néanmoins beaucoup obtenu, dans une affection aussi grave, en s'opposant à l'évolution morbide, qui si souvent marche vers le terme fatal.

Je cite ce fait si concluant et qui m'est personnel ; je pourrais en citer d'autres encore qui ne témoignent pas moins de l'efficacité réelle de cette méthode de traitement, qui a vraiment ouvert à Vichy un nouvel horizon à la pratique hydrologique que comportent ses eaux minérales.

C'est le sens strict dans lequel on doit interpréter le but de cette étude, qui n'a d'autre portée que celle de sauvegarder les plus chers intérêts des malades confiés à notre sollicitude.

Docteur E. BARBIER,

Rue Lucas.

Vichy, ce 11 mai 1865.

MÉDICATION HYDRO-CARBONIQUE

Propriétés physiques et médicales du gaz acide carbonique.

I.

Une province de l'Europe qui dota la thérapeutique de fécondes innovations, l'Allemagne, ce centre de richesses hydro-minérales, nous a la première initié à la connaissance des propriétés inhérentes à l'acide carbonique ; — puis, nous ouvrant la voie du progrès, s'attaquant même à notre scepticisme rétrograde, elle nous révéla toutes les ressources médicales de ce gaz, appliqué au traitement des diverses affections des voies respiratoires, de certaines névralgies utérines, rhumatismales ou goutteuses.

Ce contingent scientifique enté sur des observations nombreuses, soumis à l'analyse clinique la plus impartiale, était de nature à édifier les sceptiques et les esprits engourdis. Il parvint tout au plus en France, dans trois établissements thermaux, à ébranler ce ridicule engouement qui nous anime à l'endroit des innovations, et le progrès est aujourd'hui contraint de tracer son sillon sur ce champ nouveau, fécondé par des faits concluants, éclairé par des succès réels. Saura-t-il rallier à lui quelques prosélytes dans notre belle France? Le présent et l'avenir doivent nous en laisser l'espérance, encore indécise parmi nous, et c'est dans le but de la fixer que nous croyons devoir en appeler à l'opinion.

Qu'est-ce donc que le gaz acide carbonique, et comment se rendre compte de ses propriétés sur l'organisation malade?

La physique nous répond sur ce point

que ce gaz est un fluide aériforme, trans-
parent, incolore, d'une odeur très-sensi-
sible, sans affecter péniblement l'odorat,
mais exerçant sur la muqueuse nasale
et oculaire une action irritante congestive : c'est là une première donnée féconde et dont la pratique médicale a tiré
un utile parti : ajoutons que l'action locale
de ce gaz sur la peau ne diffère pas sensiblement de celle qu'il exerce sur les muqueuses en général, pour peu qu'elle soit
prolongée. Il ne tarde pas à produire une
sensation de plus en plus vive qui va de la
cuisson à l'effet provoqué par l'application
du sinapisme, au moment où l'épiderme
commence à se soulever.

Ce gaz possède une saveur sensiblement
acidule, pèse plus que l'air atmosphérique,
dont il occupe toujours les couches infé-
rieures, et l'on peut le solidifier à l'aide
d'une pression ou d'un froid considérable.
On sait de plus que l'acide carbonique éteint
les corps en combustion, qu'il est irrespira-
ble et impropre à l'entretien de la vie chez

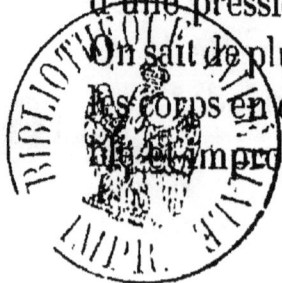

1.

l'homme et presqu'à tous les degrés de l'échelle zoologique.

Il est en outre très-soluble dans l'eau, et se combine aux bases salifiables avec lesquelles il forme les sels connus sous le nom de carbonate, etc.

La chimie, à son tour, nous présente ce même gaz comme un composé d'oxigène et de carbone, susceptible d'être décomposé sous l'influence d'un courant d'étincelles électriques. Certains métaux jouissent également de cette propriété en particulier, le potassium et le sodium; l'acide carbonique peut se mélanger à l'air en toute proportion; plus celle-ci est considérable, moins le mélange est respirable, *et vice versâ.* Ce gaz se trouve en quantité plus ou moins grande dans diverses eaux minérales, celles de Vichy entre autres; il y existe de deux façons, à l'état libre, puis à l'état fixe ou combiné; son état de fixité constitue et mesure en quelque sorte l'énergie thérapeutique, l'efficacité de ces mêmes eaux.

Ce principe rend compte en particulier de

l'action médicale des sources de Vichy qui toutes renferment ce gaz en question à l'état libre et combiné tout à la fois. La chimie nous apprend encore que l'acide carbonique déplace l'acide urique de ses combinaisons salines, je veux dire des sels connus sous le nom d'urates; mais alors l'acide urique étant fort peu soluble dans l'eau, constitue un précipité à l'état solide et pulvérulent. De cette idée toute théorique, on a conclu à l'efficacité des sources hydro-minérales bicarbonatées, sodiques et gazeuses appliquées au traitement de la goutte et des maladies calculeuses, ce qui d'ailleurs est confirmé par l'expérience de tant d'années. On ne doit pas oublier en outre que l'acide carbonique existe dans l'organisation, tenu en solution dans le sang, soit à l'état libre, soit combiné avec les bases, et formant des bicarbonates de soude, de chaux que renferme ce liquide à l'état de dissolution.

Des expériences irréfutables constatent la présence de ce gaz dans la bile et l'urine, qui devient mousseuse par ce fait au moment de l'émission. Mais le sang veineux comme le sang artériel contiennent l'un et l'autre une très-notable proportion d'acide carbonique. C'est à lui qu'on doit l'état de solubilité du carbonate et du phosphate de chaux, sels constituant la base des os, et, ainsi maintenus en dissolution dans le sang d'abord, pour contribuer ensuite à alimenter la charpente osseuse et solide du corps. Ainsi envisagé, le sang, qui renferme ce gaz, présente une certaine similitude avec les eaux minérales bicarbonatées, sodiques, comme celles de Vichy par exemple, en exceptant toutefois les principes organiques. Le sang n'est autre en effet qu'un liquide alcalin bicarbonaté, contenant en outre des matières organiques, qui le différencient des eaux minérales susdites. De cette analogie frappante résulte nécessairement cette propriété inhérente aux eaux de Vichy en particulier, d'être facilement assimilées dans l'organisme.

L'acide carbonique enfin fait partie de

l'air atmosphérique que nous respirons, et quoiqu'y existant en proportion très-minime (0,0006), il n'en joue pas moins un rôle considérable qui va jusqu'à attaquer les roches pierreuses superficielles, dont il favorise la transformation, et il est en outre l'aliment incessant de la végétation qui s'étale sur le globe.

De ces considérations théoriques qui ont leur importance, nous arriverons au point de vue pratique et à l'exposé des divers moyens d'application du gaz à l'économie malade.

II.

Cette médication fondée sur l'acide carbonique dont les médecins allemands ont su les premiers apprécier la haute portée, présente à Vichy des conditions assez favorables d'application. Les faits recueillis à cet égard aussi bien que les résultats obtenus sont de nature à inspirer de sérieux motifs d'encouragement pour l'avenir, et à édifier même nos praticiens zélés, qui, se *posant ouvertement comme de libres penseurs*, s'attèlent au char du progrès pour en attarder la marche.

Utiliser l'acide carbonique, que certaines sources dégagent en quantité considérable, pour l'appliquer soit en douches, bains ou inhalations, tel est le précieux moyen qu'on a expérimenté avec succès en Allemagne, et qui n'est répandu en France que dans un nombre fort restreint d'établissements, entre autres le Mont-Dore, Saint-

Alban et Vichy. Je l'ai expérimenté moi-
même, et je sais tous les avantages que l'on
peut obtenir de cette médication qui, associée à la thérapeutique des eaux minérales,
en seconderait si utilement les effets (1).

(1) La transpiration est un des phénomènes que
l'on recherche assez fréquemment à réveiller dans
le cours de certaines affections traitées à Vichy.
Les malades atteints de diabète, de goutte ou de
rhumatismes, ceux même qui offrent des symptômes dyspeptiques (dyspepsie gastro-intestinale),
voient souvent leurs affections s'aggraver en raison de la langueur, de l'inertie des fonctions de la
peau.

Une indication capitale à remplir, dans cette
circonstance, est donc le rétablissement des fonctions cutanées qu'il importe de rétablir à tout
prix. L'on a si souvent accusé les eaux de Vichy,
prises *intùs et extrà*, d'être fréquemment impuis-
santes à produire ce résultat, qu'on a tout lieu
de s'en étonner ; si l'on réfléchit que les praticiens
qui l'ont constaté, sont ceux même qui ne croient
pas à l'efficacité de l'acide carbonique. — Son action énergique, incontestable, dès qu'il est employé exclusivement sous forme de bain, et con-
curremment avec la médication hydro-minérale,

Vichy possède une salle spécialement
affectée aux malades auxquels les inhala-

lui assure une importance trop méconnue, même
à Vichy, dans ces maladies résultant précisément
de la suppression de la transpiration. Le rhuma-
tisme et la goutte sont de ce nombre, et l'efficacité du traitement thermal, dans ce cas, est subor-
donné, en grande partie, à l'influence de ce gaz,
on ne doit pas s'y méprendre. L'action du bain
de gaz carbonique, provoquant à un moment
donné une diaphorèse considérable sur le corps
et les membres, devient ainsi une arme puissante
entre les mains du praticien. Chez des sujets ré-
fractaires, il peut arriver que cette transpiration
ne se produise pas dans le bain même ; mais alors
elle a lieu quelques heures après ou dans le cours
de la nuit. La sudation est d'autant plus rapide
ou facile à établir que le malade fait en même
temps usage des eaux à l'intérieur et à l'extérieur. Chez les goutteux et les rhumatisants, la
sueur offre alors le caractère de l'acidité franche,
et dans ces circonstances, on comprend toute l'é-
nergie d'action que comporte un tel agent, lorsque
le praticien peut. grâce à ce concours, déterminer
ces phénomènes critiques, crises favorables, par
où la nature procède à la guérison. Chez les rhumatisants, affectés aussi de symptômes goutteux,

tions, les douches et les bains de gaz sont
indiqués. C'est du Puits Carré, dont le
point d'émergence se trouve situé à deux
ou trois mètres sous cette salle, que l'on
extrait l'acide carbonique destiné à l'alimenter. Celui-ci, recueilli sous un vaste
récipient en zinc, surnageant sur une cuve
pleine d'eau, arrive dans la salle d'inhalation par un tuyau de conduite adapté au
réservoir précédent, — puis, se prolongeant, règne le long des parois de la pièce,
pour aboutir à une baignoire, appropriée
à l'usage des bains de gaz. Sur ce tube,
on a disposé quelques robinets munis de

alors que les eaux de Vichy ne doivent être or-
données qu'avec une réserve excessive, on a du
moins entre ses mains un puissant moyen dont
l'emploi est à l'abri des dangers qui résultent quelquefois des eaux alcalines prises surtout en bain.
C'est à l'acide carbonique que l'on est redevable
de ce soulagement soudain qui se manifeste souvent après avoir pris quelques bains de gaz, et
précisément dans l'affection toujours grave dont
nous venons de parler.

tuyaux en caoutchouc pour l'aspiration et les douches.

Dans un compartiment spécial, existe cette baignoire, où aboutit le tuyau de conduite principal, muni d'un tube flexible à l'aide duquel le malade peut au besoin diriger le jet de gaz sur la partie affectée. Une fois le robinet ouvert, l'acide carbonique ne tarde pas à remplir toute la capacité de l'appareil, et sur la partie supérieure est maintenu, avec précision, un couvercle, qui empêche toute issue. — Le malade, ayant la tête seule au dehors, est ainsi soumis à l'action de ce gaz, pendant une demi-heure, trois quarts d'heure, rarement une heure, suivant les indications. Il est de plus inutile d'enlever aucun de ses vêtements, les chaussures même, vu la propriété physique du fluide de pénétrer intimement tous les corps. Le bain peut être général ou partiel, comme dans l'arthrite goutteuse du coude-pied ou du genou. Il existe pour le bras, un appareil spécial qui permet de prendre l'immersion localisée même sur la partie malade. — J'ai proposé une modification à établir pour les bains généraux et qui consisterait dans l'adjonction à la baignoire d'un tube d'inhalation qui permît au malade de subir à la fois l'action du gaz à l'extérieur et à l'intérieur. On obtiendrait ainsi un double effet thérapeutique qui peut avoir son utilité dans certaines affections. — On doit prochainement donner plus d'extension à cette salle devenue insuffisante pour le grand nombre des malades, — comme au point de vue de l'importance réelle que prend à Vichy cette médication récente, dont on ne saurait trop recommander l'application dans certains établissements thermaux.

Dans des considérations relatives aux eaux minérales de Vergèze (Gard), j'ai démontré les avantages que l'on peut retirer de l'acide carbonique à cet établissement, dont les boues minérales et gazeuses à la fois sont utilisées pour la guérison de certaines affections rhumatismales chroniques, les plaies calleuses, fistuleuses et quelques paralysies commençantes. Ces eaux, assez riches en gaz pour qu'on leur ait donné le nom de source des *Bouillants*, qui est la principale, n'offrent aucun aménagement approprié à l'emploi de cette méthode thérapeutique d'une application facile et d'une grande efficacité. — L'acide carbonique, le calorique des sources à température élevée, sont des éléments de richesse trop méconnus, mais dont on commence à comprendre les avantages dans quelques établissements bien dirigés comme ceux d'Allemagne, qui, sous ce rapport, ne laissent rien à désirer.

Les eaux minérales de Vichy, si riches en acide carbonique, doivent à ce principe une propriété excitante qui peut aller jusqu'à la dépression des forces nerveuses, voire même atteindre les limites de la congestion cérébrale apoplectiforme, dès qu'elles sont prises intempestivement. Ce phénomène n'a rien qui étonne, si nous envisageons les effets particuliers produits sur les fonctions cérébrales par l'usage de certaines eaux minérales, comme celles de Carlsbad, par exemple, qui provoquent chez certains malades une sorte d'ivresse, une *amnésie partielle*, du vertige, des éblouissements et quelquefois du désordre dans les fonctions locomotrices. Aussi cette action sur les centres nerveux déterminée par l'eau du Sprudel à Carlsbad exige-t-elle une attentive surveillance de la part du médecin, et bien que ces phénomènes, sous l'influence des eaux de Vichy, n'atteignent pas tout à fait ce degré d'intensité, elles n'en témoignent pas moins d'une certaine énergie en ce sens; — elles produiraient inévitablement des résultats funestes dans certaines conditions morbides, si leur administration n'en était aussi surveillée attentivement. Chaque source dégage une quantité plus ou moins considérable de ce gaz, sur les propriétés thérapeutiques duquel M. le docteur Herpin a, l'un des premiers, éveillé l'attention du monde savant. Puisse la parole autorisée de cet honorable praticien jouir de la considération qui lui est due, et hâter les développements que comportent les applications de cet agent à la médecine thermale!

Mais les efforts de M. Boussingault ont peut-être plus contribué à accréditer cette médication parmi nous, lorsque ce savant publia quelques observations relatives à un voyage scientifique qu'il fit au Pérou il y a quelques années. En s'élevant sur le flanc des montagnes, à diverses hauteurs, on rencontre dans cette contrée de l'Amérique du Sud quelques excavations remarquables par le dégagement considérable d'acide carbonique, qui émane des crevasses du rocher et en rend l'approche assez dangeureuse : en y pénétrant, l'observateur constata l'abaissement de la température de l'air ambiant, le thermomètre accusant quatre ou cinq degrés en moins, alors que la température extérieure était plus élevée : et, chose singulière, la sensation éprouvée dans ce milieu semblait attester au moins vingt degrés de chaleur en plus de celle que l'on ressentait réellement. A quoi donc attribuer l'existence de ce phénomène insolite? M. Boussingault ne peut invoquer que l'effet

produit par le gaz en contact avec la peau,
sur laquelle se produisait une irritation
assez vive pour donner lieu en quelque sorte
à cette aberration de la sensibilité. Cette
observation fut dès lors un trait de lumière
et le point de départ de nouvelles recherches relatives aux propriétés physiques de
l'acide carbonique et son application à la
pratique médicale. — C'est en se fondant
sur ces données primitives que l'on a dû
inévitablement arriver à l'emploi de cet
agent dont les Allemands nous ont les premiers signalé l'efficacité. Une fois l'impulsion produite, d'autres observateurs
sont venus à leur tour féconder par des
faits nouveaux cette méthode de traitement, qui chaque jour semb'e devoir prendre une importance réelle. Nous connais-
sons, en France, les recherches entreprises
dans le but de fixer désormais la science
sur ce sujet si digne d'intérêt : on peut citer particulièrement les belles expériences
de M. Collard de Martigny, tendant à dé-
montrer l'effet produit sur les centres ner-

veux par l'action du gaz. Plongé dans une
cuve remplie d'acide carbonique et respirant à l'aide d'un tube en communication
avec l'air extérieur, il ne tarda pas à tom-
ber dans un état de résolution générale ou
de syncope, après quelques minutes. Ce
fait et bien d'autres témoignent d'une action anesthésique locale, qui a été observée
par quelques praticiens sur les solutions de
continuité de la peau et dans les parties
où l'épiderme a été enlevé. On a signalé
les bons effets de cette médication, alors
qu'elle est associée à l'usage des eaux minérales, dans les diverses affections de
l'arbre bronchique, du pharynx, l'angine
chronique, la goutte et certaines névralgies. L'action physiologique observée surtout par les médecins allemands, témoigne
d'un résultat spécial exercé sur les voies
respiratoires et qui a une analogie complète
avec l'action produite sur la peau, comme
dans le fait précédemment exposé, relatif
aux expériences de M. Boussingault. Cette
action se traduit par une irritation plus ou

moins sensible de là muqueuse bronchique, et ce phénomène suffit pour contre-indiquer formellement les inhalations gazeuses dans la phthisie pulmonaire, même au début : si l'on en croit d'ailleurs les observations fournies par les médecins allemands, au sujet de cette dernière affection, l'acide carbonique administré soit en douches pharingiennes, soit en inhalations, ne serait pas supporté par les phthisiques; les accidents mêmes qui en résulteraient instantanément seraient une indication féconde témoignant des progrès de l'affection et une source assez bizarre de diagnostic (1).

(1) Si nous en référons pourtant à l'autorité de notre savant confrère M. le docteur Herpin, qui a publié de nombreuses observations sur ce sujet, « l'usage des inhalations carbo-gazeuses, dit-» il, est pour les malades une véritable gymnas-» tique des poumons et de la charpente thora-» cique, » l'acide carbonique, stimulant dans ses premiers effets, devient ensuite déprimant ou anasthésique, en application sur la muqueuse des voies respiratoires : pour cette région, il ne saurait en être de même que pour les régions closes,

J'ai pu, instruit de ce document, en
tirer de très-utiles applications chez deux

sans communications directes avec l'air extérieur. La muqueuse vaginale est dans ce cas, et
dans les injections gazeuses prolongées sur cette
région, il peut se produire de véritables phénomènes d'intoxication, car ici le gaz agit seul, est
rapidement absorbé, sans être mélangé à l'air
extérieur, ainsi qu'il arrive pour les voies aériennes. Dans tous les cas, il y a d'abord une pé-
riode d'excitation primitive à laquelle succède
une autre de sédation qui s'exerce sur les fonctions de l'appareil nerveux cérébro-spinal. L'é-
quilibre tend donc à se produire par l'abondance
de la sécrétion urinaire d'abord et de la transpiration ensuite, l'une et l'autre influencées par
l'acide carbonique. Quant à l'application de cet
agent, p is en inhalation sur les voies pulmonaires, on en reconnaîtrait donc l'utilité dans
plusieurs affections atoniques du poumon, dans
le catarrhe de cet organe, voire même, a pré-
tendu Vogel, dans la tuberculisation imminente,
mais lorsque celle-ci se signale par son type tor-
pide et qu'il n'y a pas lieu de craindre un *moli-
men* inflammatoire ou la toux hémoptysique.
Fourcroy a même confirmé qu'un dixième de ce gaz
mêlé à l'air respirable, pouvait entraver l'ulcé-

malades qui, envoyés aux eaux de Vichy
pour des affections mal interprétées, of-

ration ou l'inflammation du poumon ; mais ce fait
repose sur une idée théorique que l'expérience
n'a pas sanctionnée, car il se produit dans la partie malade une augmentation très-sensible de
chaleur, beaucoup plus vive que dans les organes
restés sains. Il en résulte, à l'égard du poumon,
un surcroît d'activité fonctionnelle auquel il ne
peut suffire : surtout lorsque la phthisie pulmonaire a atteint le second degré, les phénomènes
morbides s'exaspèrent ; ainsi que je l'ai précédemment établi, il survient de la toux qui à son
tour entraîne l'hémophthisie. Le docteur Spengler
a parfaitement établi, d'ailleurs, que beaucoup
de ses malades ne pouvaient impunément subir
les inhalations gazeuses, dès que, aux symptômes
de la pharyngo-laryngite granuleuse, s'unissaient
ceux qui résultent de l'existence des tubercules
pulmonaires. Hufeland, le grand praticien, l'au-
teur de l'*Art de prolonger la vie humaine*, a néanmoins émis une opinion opposée, à propos des
eaux de Selters et d'autres analogues : « Il est
» démontré, dit-il, que l'acide carbonique est
» du petit nombre des médicaments qui, dans
» toutes les variétés de phthisie pulmonaire, soit
» muqueuse, scrofuleuse ou purulente, exercent

fraient de légitimes soupçons sur leur état
général ; sous l'influence d'un accident, je
crus devoir recourir à l'emploi des inhalations d'acide carbonique, et l'événement
vérifia aussitôt mes prévisions ; l'un et l'autre malades ne purent tolérer ni le douchage
du pharynx, ni les inhalations; il fallut re-
noncer à ce moyen, et examinant plus at-

« » une influence des plus salutaires : il facilite
» l'expectoration, en améliore la nature et di-
» minue la quantité : il apaise la fièvre hectique ;
» ce moyen a même produit plusieurs fois des
» guérisons radicales. »

S'il y a du vrai dans ces paroles du grand
homme qui a dominé son siècle, ce n'est assu-
rément pas lorsqu'il s'agit de phthisie pulmonaire confirmée ; à cet égard, rien, malheureusement, n'est moins démontré que l'action efficace des inhalations gazeuses dès qu'il
existe des tubercules dans les poumons. Mais on
ne doit pas oublier qu'Hufeland appartient au
siècle précédent, et qu'à l'époque où il écrivait,
la thérapeutique et le diagnostic des affections
pulmonaires étaient encore des questions aussi
obscures que litigieuses.

tentivement les voies respiratoires, l'aus-
cultation et la percussion me découvrirent
la lésion fonctionnelle commençante, qui
jusque-là était restée inaperçue. Ces deux
malades, envoyés à Vichy pour une dyspepsie gastralgique, quittèrent sur mes
instances notre établissement aussitôt, et
je les adressai à des eaux sulfureuses, ap-
propriées à leur état organique : l'acide carbonique fut, dans l'un et l'autre cas, un
avertissement qui ouvrit ici la voie à un
diagnostic, lequel s'est malheureusement
confirmé plus tard.

III.

Le gaz acide carbonique inspiré pénètre,
quoi qu'on en ait dit, dans les voies aé-
riennes, bien qu'il s'en échappe une certaine quantité par les fosses nasales (1). Ce

(1) Respiré en mélange avec l'air, l'acide carbonique pénètre dans l'intérieur du poumon, et
contrairement aux patientes investigations, in-
voquées par le docteur Willemin, il arrive même
jusque dans les cellules pulmonaires. Ce digne
confrère n'est pas toujours heureux, il s'en faut,
dans les conséquences qu'il tire de ses observations personnelles, où il s'impose, parfois à son
insu, de flagrantes contradictions au détriment,
il est vrai, des huit à neuf cents malades qu'il
traite, comme il l'a constaté lui-même, chaque
année à Vichy.

Vulgus vult decipi! Le docteur Willemin sait
merveilleusement appliquer cette triste vérité,
qui est loin d'en imposer toutefois à des confrères
en Esculape, dont la mission solidaire est de soulever, comme Asmodée, le voile dont on recou-

fait résulte de la densité même du gaz,
comme aussi du mécanisme des fonctions

vre les erreurs de la profession ; c'est le moyen
de les épuiser ou d'en ruiner le principe.

Le docteur Willemin se trompe donc au même
titre que le vulgaire qui veut l'être, lorsqu'il prétend qu'en administrant un jet de gaz dans la
région rétro-pharyngienne, la bouche ouverte,
il n'en pénètre pas dans les poumons ; il pénètre
d'autant mieux qu'il est mélangé à l'air ; et dans
ce cas de douchage de l'arrière-bouche, le gaz
n'agit pas seulement sur le poumon et les cellules pulmonaires, son action se fait sentir encore
sur le système nerveux. En douchant donc les
amygdales par un jet de gaz, il s'opère en même
temps par le fait même de la respiration une modification sensible, qui accélère au lieu de l'entraver, comme semblerait le supposer notre savant confrère, l'oxigénation du sang ; puis si le
malade opère quelques mouvements de dégluti-
tion, le gaz arrive alors jusqu'à la muqueuse de
l'estomac, qui en reçoit une influence stimulante
salutaire, surtout chez les femmes chlorotiques
qui observent ainsi leur appétit renaître, l'en-
semble des forces se rétablir successivement, et
le sommeil, cet élément réparateur par excel-
lence, revenir à l'état normal. Nous sommes peut-

respiratoires. Comment, en effet, expliquer autrement les résultats obtenus dans l'asthme, l'emphysème pulmonaire, où, après quelques inspirations, on observe plus de liberté dans l'acte respiratoire, sans qu'il en résulte de dyspnée dans la grande majorité des cas ! Nous n'ignorons point que sur ce terrain nouveau s'élèvent des théories différentes, qui, interprétées parallèlement, aboutissent à la négation des faits qu'elles invoquent réciproquement. Deux praticiens, fort honorables sans doute, se sont maladroitement heurtés sur ce sujet, de façon à infirmer ce qu'ils prétendaient établir. L'un, esprit exact, mais mince, ne pouvant embrasser qu'un atome, a nié l'approche du gaz dans les voies aériennes, et a raisonné sur ce thème. L'autre, esprit large, profond, mais aveuglé

être en ceci loin des opinions du docteur Willemin, qui possède sans doute quelque trait d'union avec le premier des deux honorables praticiens cités plus haut, et qui, du second reproduit le paradoxe.

par un système, est tombé dans le paradoxe.

Le premier *admet*, le second *pense*, c'est ainsi qu'il advient souvent en médecine, et dans ce cas, le parti à prendre est de n'admettre et de ne penser que sur les données même fournies par l'observation personnelle, l'expérience impartiale, sans parti pris, seul critérium du vrai. Reprenant donc sur moi-même l'action de cet agent, j'ai pu constater que l'on éprouvait au début, par l'inhalation, un sentiment de gêne, sorte d'irritation produite sur la muqueuse laryngienne et qui est d'autant plus vive que l'on s'est préalablement bouché le nez. Mais si les inspirations ne sont pas trop profondes, la tolérance s'établit rapide, et tout se borne à une toux très-légère aussitôt dissipée; j'ai donc vérifié ces faits personnellement.

Après l'occlusion complète des narines, je respirais le gaz à l'aide du tube en caoutchouc, la bouche fermée ne permettant pas l'accès de l'air. Je pouvais ainsi maintenir

2.

ma respiration pendant quelques secondes
sans éprouver autre chose qu'un peu de
toux, avec irritation légère du larynx, bien
vite calmée, puis je ressentais ensuite plus
d'ampleur dans la respiration et comme un
sentiment de bien-être.

Le gaz devait donc ainsi pénétrer dans
les voies aériennes, jusqu'à une certaine
limite, il est vrai ; c'était inévitable. J'ob-
servais en même temps les résultats obtenus sur la circulation. Le pouls s'accélérait
d'abord, pour reprendre bien vite son type
normal, puis se ralentir un peu, sous l'influence du gaz inhalé, effet consécutif à
l'action spéciale du fluide sur le système
nerveux, et qui atteste une sédation manifeste observée dans les mêmes conditions
par le docteur Willemin.

L'acide carbonique exerce donc sur le
système nerveux cérébro-spinal une action
sédative, qui atteint quelquefois les limites
de l'anesthésie, pour peu que ses effets
soient prolongés : action qui peut aller jusqu'à produire quelques désordres dans les

fonctions locomotrices, ainsi que nous avons eu l'occasion d'en parler à propos des eaux du Sprudel, à Carlsbad, plus riches en gaz que les eaux de Vichy.

Tenant compte de ce phénomène parti- culier, ne pourrait-on pas considérer ce genre de médication, comme devant être surtout efficace dans cette affection qui ré- siste le plus souvent aux efforts les mieux combinés, l'*ataxie locomotrice progres- sive*, à l'égard de laquelle on n'a pas, que je sache, utilisé jusqu'ici ce précieux agent, dont l'innocuité offre des applications éten- dues, dès qu'elles sont attentivement sur- veillées, et prescrites avec méthode? Ne se- rait-ce pas aussi ouvrir un nouvel horizon à la thérapeutique, en opposant les pro- priétés de l'acide carbonique à certaines névroses convulsives, comme la chorée ou danse de saint Guy, l'épilepsie même, contre laquelle échouent en général les moyens les plus puissants, les plus sage- ment dirigés?

Espérons que bientôt, avec les dispositions nouvelles et l'extension qu'on se propose de donner à la salle d'inhalation, nous pourrons à Vichy étendre les applications de ce produit naturel, exempt de danger, et qui néanmoins relève d'une réelle efficacité.

J'ai pu, expérimentant sur moi-même, prolonger les inhalations pendant 35 et 40 minutes, sans éprouver aucun de ces phénomènes signalés par d'autres praticiens, après une persistance trop longue, tels que les éblouissements, vertiges, tintements, la résolution des membres, l'anesthésie ; mais les larges inspirations n'étaient qu'intermittentes, la bouche fermée sur le tube d'aspiration et les narines ouvertes. J'éprouvais une sensation de bien-être, toujours plus d'ampleur dans les mouvements respiratoires et un peu de lourdeur de tête, dissipée aussitôt en sortant de la salle. Il me semblait éprouver encore après ces longues séances une anorexie légère (1).

Mais s'il en ainsi chez certains individus.

(1) Perte d'appétit.

à l'état sain., il n'en est plus de même, il faut l'avouer, à l'égard des personnes malades, ou qui éprouvent une plus vive susceptibilité du système nerveux ; les inhalations d'acide carbonique doivent donc ne pas dépasser certaines limites, même assez restreintes, suivant les indications.

Il est convenable d'imposer un délai de dix minutes d'abord, pour une séance, qu'on pourra au besoin récidiver dans la même journée. Ces inhalations seront faites, la bouche ouverte, de façon à aspirer en même temps que le gaz, une certaine quantité d'air, qui en atténue les effets. Plus tard, on prolongera la séance de 15 à 20 et 25 minutes, sans aller au-delà d'une demi-heure. Dans quelques cas, c'est bien plus le douchage de la partie malade, que l'inspiration du gaz qu'il importe de rechercher, comme dans certaines phlegmasies chroniques du pharynx, l'angine chronique, l'état œdémateux de la muqueuse du pharynx ou de la glotte. Lorsqu'il s'agit de phlegmasie franche, aiguë, on doit proscrire l'usage de ces inhalations, qui, dans ce cas, ne peuvent qu'exaspérer la maladie. Je les ai vues suivies des plus heureux résultats dans le coryza léger, subaigu, avec inflammation peu vive de la muqueuse pharyngienne, altération de la voix et bronchite subaiguë. Les effets ont été obtenus avec rapidité. Les inflammations des voies respiratoires, prises au début, pourraient être très-efficacement modifiées par la médication hydro-carbonique et même enrayées, alors que celle-ci devient nuisible dès que la phlegmasie est franchement développée.

M. le Dr Willemin a recueilli plusieurs observations, relatives à l'angine chronique, dans lesquelles il a insisté avec succès sur les inhalations du gaz. Chez l'un de ses malades, atteint d'angine avec tuméfaction des amygdales, état œdémateux de la muqueuse pharyngienne, altération profonde du timbre de la voix et une demi-surdité, il obtint des effets inespérés, eu égard à la chronicité de l'affection, qui avait résisté à tous les moyens rationnels, entre autres, l'électricité, dont l'emploi était resté sans résultats. On eut ici recours à la douche, en dirigeant le jet de gaz sur la partie malade, les tonsilles et la paroi rétropharyngienne. Après une séance de dix minutes, l'individu éprouva une sensation de bien-être, une liberté plus grande dans les voies aériennes. Les inhalations, ou plutôt le douchage fut ainsi continué pendant cinq jours consécutifs; et, après ce délai, le malade accusa une amélioration sensible, respirant, disait-il, comme il ne l'avait jamais fait depuis plusieurs mois; lorsqu'il fut obligé de quitter Vichy, sans qu'on eût pu suivre au delà cette observation à coup sûr très-digne d'intérêt.

C'est surtout dans les cas de surdité commençante résultant, soit d'une otite chronique, soit d'une paralysie débutante de la pulpe auditive, ou d'une lésion de la trompe d'Eustache, à la suite d'une phlegmasie de cet organe, que les douches d'acide carbonique sont suivies de résultats heureux, et souvent inattendus. On a, en effet, observé des malades qui avaient ainsi recouvré instantanément le sens de l'ouïe après quel-

ques séances, même après une première
opération ; mais dans ce cas l'effet n'a été
que temporaire ; il en était résulté toutefois
une modification notable et satisfaisante.
Dans cette affection, le malade dirige le jet
de gaz dans l'oreille externe pendant dix à
vingt minutes, réitérant au besoin l'opération dans la journée, et prolongeant ainsi
quinze à vingt jours, suivant les résultats
obtenus. Il est rare qu'après ce délai, il ne
se produise pas au moins une amélioration
sensible et quelquefois le rétablissement de
l'ouïe ; j'ai recueilli une observation de ce
genre chez un malade affecté de surdité du
côté gauche, à la suite d'une angine ton-
sillaire chronique et qui avait déterminé un
très-notable affaiblissement de l'ouïe. —
L'oreille droite restée saine étant compri-
mée, il ne percevait du côté opposé qu'un
bourdonnement confus, depuis quelques
années. Les douches de gaz furent dirigées
alternativement dans l'oreille externe et
par la bouche vers la trompe d'Eustache.
Les séances furent assidûment suivies pendant dix-huit jours consécutifs, sans dé-

passer une durée de trente minutes. Après
la première épreuve, il survint une amélioration qui rassura singulièrement le malade,
et l'engagea à suivre avec exactitude la médication présente. Ce premier effet ne se
maintint pas, mais, après quelques jours,
il se produisit une modification nouvelle, et
les essais répétés deux fois par jour, il survint, après la dix-huitième séance, un rétablissement formel. — Le malade, en dirigeant la douche vers l'oreille interne, fai-
sait arriver à quelques intervalles une certaine quantité de gaz : puis, fermant la
bouche et les narines, il exécutait une ex-
piration forcée, déterminant ainsi la pénétration de l'acide carbonique par la
trompe d'Eustache. Ce procédé ne put être
mis en usage à toutes les séances, mais
seulement avec de longs intervalles, attendu
l'état de lypothimie, qui menaça le malade
au début. On insista donc sur le douchage
principalement, la bouche étant ouverte et
permettant le libre accès de l'air. L'ouïe
était enfin revenue, à peu de chose près,

à l'état normal, lorsque le malade, qui prenait en même temps les eaux, quitta Vichy, heureux du résultat obtenu.

J'ai pu aussi constater les bons effets des inhalations de gaz dans certains cas de migraine, existant à l'état diathésique, avec les symptômes habituels, céphalalgie violente, vomissements irrésistibles, nausées, anorexie, état fébrile, etc. Chez une dame sujette à ces accès périodiques, d'une intensité rare, j'ai pu maintes fois faire avorter l'accès imminent, à l'aide de ces inhalations réitérées chaque jour, pendant vingt minutes, et ayant soin de faire dans cet intervalle cinq à six inspirations aussi larges que possible. La malade aspirait quelquefois la bouche fermée sur le tube d'inhalation, et, pendant son séjour à Vichy, elle fut à l'abri de tout accès. Mais j'ignore si l'amélioration s'est maintenue depuis son départ, n'ayant eu d'elle aucune nouvelle. Ces résultats sont du moins encourageants et méritent d'être pris en sérieuse considération.

IV.

Les médecins en France, prêts trop souvent à transiger avec les préjugés vulgaires, s'offrent à leur siècle non comme des hommes régénérés par d'amères et concluantes expériences, mais mieux comme ce spectre du Dante éternellement consumé, pendant une deuxième vie, par les erreurs et les passions surannées de la première.

Il est loin d'en être ainsi en Allemagne, où l'art médical, objet d'une considération plus étendue, a su fonder pour ainsi dire son indépendance morale sur cette devise même du poète:

Odi profanum vulgus et arceo.

De là cette haute confiance pour les vertus, les propriétés thérapeutiques des eaux minérales, et le crédit si légitime

accordé à l'hydrologie médicale, contrairement à ce que nous observons en France.

Il en résulte que, chez nos voisins d'outre-Rhin, l'on obtient en réalité plus de
guérisons effectives; que celles-ci y sont à
la fois plus rapides et plus nombreuses que
chez nous, où l'hydrologie appliquée à la
thérapeutique, sujet d'ardentes polémi-
ques, même dans les régions élevées de
la science, est encore, aux yeux de tant de
praticiens, dans le domaine de la fantaisie
et des rêves creux qu'elle enfante. Les
médecins français, trop subjugués peut-
être par l'opinion, presc ivent les eaux minérales lorsque la maladie, invétérée dans
l'organisation, a fait des progrès dont ils ne
peuvent se rendre maîtres, et contre les-
quels se trahit l'impuissance des efforts
qu'ils lui opposent. Ils méconnaissent ainsi
ce précepte si sage :

Principiis obsta: sero medicina paratur,
Cùm mala per longas invaluere moras.

Ajoutons qu'ils perdent encore une force

avec cette ligne de conduite, et qu'ils se rendent en quelque sorte complices des insuccès qui pèsent sur nos établissements thermaux, et du discrédit qui en résulte chez nous. On agit en Allemagne d'une façon tout opposée. La médication hydro-minérale est prescrite souvent au début de l'affection. Elle agit à titre de moyen prophylactique, et l'on comprend toute la puissance que possède ce mode de traitement, *heurtant*, dit Bordeu, *à toutes les portes*, pour prévenir l'invasion d'une maladie, qui n'a pas encore imprimé à l'organisation de ce caractère de gravité non moins désespérant pour le malade que pour le médecin. Aussi le succès vient-il couronner une pratique aussi éclairée, et avec lui, cette considération, ce culte que professent en quelque sorte nos voisins d'outre-Rhin pour l'hydrologie médicale, et toutes les médications qui en émanent, comme celle dont nous nous occupons, mais qui jouit encore d'un crédit si restreint en France.

Les établissements d'Allemagne, où ce genre de traitement a reçu tous les développements désirables, sont surtout Marienbad (Bohême), origine de cette belle découverte, puis Carlsbad, Kissingen, Nauheim, Eger, Kronthal, villes thermales, qui sont des modèles à proposer pour les bains, les douches et l'inhalation de l'acide carbonique.

Les médecins allemands administrent ce gaz, tantôt à l'état de pureté, tantôt en mélange avec l'air, ou l'acide sulphydrique gazeux, soit sec, soit imprégné de vapeurs minérales. — Suivant cette féconde impulsion, nous avons utilisé à Vichy ce précieux agent dans les inflammations chroniques avec atonie de la muqueuse des voies respiratoires, dans les névroses de ces organes; et en vertu de cette singulière propriété du gaz de stimuler toutes les muqueuses, en les congestionnant, on l'a appliqué en douches sur la muqueuse oculaire, dans les cas d'affaiblissement de la vue, résultant d'un état d'inertie, ou d'a-

trophie commençante des nerfs optiques.
Les faits contraires, invoqués par M. Boussingault, ne sauraient en rien infirmer les
effets salutaires du gaz en douchage sur
l'appareil de la vision : il y a loin de cet
état funeste que subissent des ouvriers
continuellement exposés à ces émanations
gazeuses , à celui qu'éprouve momen-
tanément l'individu dont la vue est affectée.

Tout récemment encore, j'ai pu constater les heureux résultats obtenus dans
l'asthme avec emphysème pulmonaire, et
d'autres praticiens ont insisté à cette occasion sur le nombre des séances qui doivent être portées à trente dans la majorité
des cas, si l'on veut obtenir des effets du-
rables. — Dans l'angine granuleuse, l'angine chronique simple, existant même avec
rougeur notable de la muqueuse du pharynx, dans les affections liées à la consti-
tution strumeuse, ou à la diathèse herpé-
tique, les bains et les inhalations de gaz ont
été suivis de succès ou d'améliorations qui

sont pour la médecine thermale de sérieux
motifs pour y insister. Sans entrer ici dans
les détails relatifs au fait qui concerne le
docteur Struve , le parrain de cette méthode de traitement, on peut arguer de
l'observation suivante recueillie par le docteur Bode , médecin consultant à Nauheim :

Le malade qu'il traitait, d'un âge avancé
déjà, éprouvait une sorte de rigidité des
extrémités , avec inertie locomotrice , et
froid intense des mains surtout; il lui était
impossible d'écrire, et des frictions vives
sur cette région lui permettaient encore
quelques mouvements; il était depuis longtemps exposé à cet état, qui parvint à se
dissiper successivement sous l'influence des
bains de gaz. M. le docteur Bode confirme
qu'après dix-huit jours de traitement par
l'acide carbonique, le malade recouvra la
faculté d'écrire, et qu'il l'utilisa aussitôt
pour annoncer cette heureuse nouvelle à
ses parents; depuis bien des années, il lui
avait été impossible de répondre à aucune

correspondance , ou d'écrire le moindre
mot.

C'est aussi aux médecins allemands
qu'on doit d'avoir appelé l'attention sur
l'importance des inhalations de gaz, qui
jugent certaines affections de la muqueuse
pharyngienne ou laryngée, qu'assez souvent on confond avec le début de la phthisie pulmonaire.

Ainsi que je l'ai exposé précédemment,
l'emploi du gaz devient un élément de
diagnose (1), attendu qu'il provoque alors
la résolution de cet état morbide, ce que
les cautérisations répétées ne sauraient produire; on en connaît l'inutilité chez les
chlorotiques surtout, et si l'on avait affaire
à une phthisie tuberculeuse , le malade ne
pourrait absolument pas supporter les effets physiologiques du gaz.

Les résultats obtenus par l'immersion

_____

(1) L'art qui a pour but de distinguer une maladie d'une autre, d'en faire, comme on l'exprime
en médecine, le diagnostic différentiel.

dans l'acide carbonique (bains de gaz), ne sont pas moins concluants, particulièrement lorsqu'il s'agit d'affections utérines à combattre.

Dans l'aménorrhée, la dysménorrhée (1), les névralgies ayant pour siége l'utérus ou les ovaires, affections contre lesquelles se heurtent souvent en vain les efforts de la science, le traitement qui nous occupe réussit dans bien des cas, s'il n'existe point de lésion organique squirrheuse ou cancéreuse, une dégénérescence quelconque : celle-ci contre-indique alors d'une manière formelle cet agent thérapeutique, plus capable de hâter dans ce cas l'évolution morbide.

C'est un médecin allemand qui le premier eut l'heureuse idée de recourir aux injections vaginales d'acide carbonique dans le but de régulariser les fonctions catamé-

---

(1) Termes qui expriment l'obstacle apporté aux fonctions hémorragiques mensuelles chez les femmes. Fonctions cataméniales ou mensuelles.

niales et faire cesser la dysménorrhée; il se
fondait d'une part sur la propriété inhérente à ce gaz de provoquer assez rapidement la contraction des fibres musculaires
lisses (on sait qu'il appelle promptement la
chaleur et la transpiration à la peau), puis
sur l'irritation congestive exercée sur celle-
ci, lorsqu'il y est directement appliqué.
L'acide carbonique peut donc être utilement indiqué pour combattre certains cas
de stérilité, due soit à l'atonie, soit à la
dysménorrhée pléthorique de l'organe utérin. On ne saurait ici trop proclamer son
action efficace, ne serait-ce que ce fait seul
d'éviter avec lui l'usage de médicaments
dont on sait les dangers à l'intérieur,
comme l'ergot de seigle, l'ergotine et autres
agents analogues.

L'acide carbonique présente des ressources réelles, incontestables, non pas seulement dans le but de provoquer la résolution
de l'engorgement de la matrice, mais
encore et surtout lorsqu'il s'agit de maladies
beaucoup plus graves de cet organe. Je fais

rentrer dans ce cas les engorgements du col de la matrice saignants, douloureux à la pression, les excoriations, et les granulations suivies même d'antéversion complète. — Toutes affections que le docteur Willemin, se posant en guérisseur trop absolu, prétend à tort avoir guéries au moyen de bains et de simples injections d'eaux minérales de Vichy : on doit tenir compte à notre digne confrère de ses généreuses intentions, développées *in extenso* dans son livre, qui traite des maladies chroniques de l'utérus guéries par les eaux de Vichy. Mais nous ne saurions admettre avec lui que des excoriations, des granulations, voire même des ulcérations du col de la matrice aient jamais pu être guéries par des *irrigations* même *prolongées* d'eaux thermo-minérales alcalines ; on peut accréditer peut-être de semblables faits auprès des malades, mais non devant des médecins, et nous craignons fort que M. Willemin ait été dupe de ses illusions, ou que la Folle du logis ne soit entrée pour

quelque chose dans le récit de ses observations personnelles. Nous lui en renvoyons
donc ici la lourde responsabilité, en faisant
cette restriction à notre tour, que les eaux
de Vichy (bains, irrigations ou injections
vaginales) ne sont vraiment indiquées ou
efficaces qu'à la condition stricte que ces
maladies n'ont aucun caractère aigu ni sur-
face saignante et douloureuse à la pression,
ni surtout la moindre ulcération. Nous
sommes en ceci de l'avis du docteur Ch.
Petit, dont l'autorité à Vichy est bien autrement compétente et dont nous repro-
duisons d'ailleurs l'opinion textuelle. Notre
savant confrère ne doit pas oublier, dans
la position qu'il occupe, les graves conséquences qui peuvent résulter pour les
malades, les femmes surtout, si accessibles
à toutes les illusions de l'erreur, dès qu'il
s'agit d'un organe aussi important. Que si
M. Villemin, dans ce bien long martyro-
loge qu'il a consacré aux maladies utérines,
eût eu le tact exquis d'éviter l'emploi funeste des eaux de Vichy dans le cas surtout

d'ulcérations du col , pour s'en tenir exclusivement aux bains , aux injections gazeuses (douchage) de la matrice , nous ne doutons pas qu'il eût obtenu des résultats favorables, peut-être des guérisons inespérées.

C'est qu'en effet les injections locales de gaz acide carbonique, ou les douches vaginales carbo-gazeuses, produisent des résultats inattendus même dans les affections cancéreuses de l'utérus : — A plus forte raison, lorsqu'il s'agit de granulations saignantes, d'ulcérations du col de cet organe ou de catarrhe utérin. Les expériences concluantes entreprises par M. Ch. Bernard, à l'hôpital de la Charité , celles reproduites par M. Follin dans sa clinique à l'Hôtel-Dieu , puis par MM. Monod et Demarquay à la Maison de Santé , ne laissent aucun doute à cet égard.

M. le docteur Ch. Bernard , chef de clinique à la Charité , a employé les injections réitérées d'acide carbonique chez une femme, entre autres, offrant une ulcération cancéreuse du col de la matrice avec douleurs vives et lancinantes de cet organe; le traitement a duré deux mois consécutifs. Les douleurs ont rapidement disparu, et après ce laps de temps, l'ulcération singulièrement réduite entraîna le retour à la santé générale. Deux ou trois bourgeons charnus survivaient seuls à cette u'cération, à peu de chose près cicatrisée, et dont quelques cautérisations et injections aqueuses astringentes achevèrent le rétablissement définitif. M. le docteur Ch. Bernard a consigné encore d'autres observations non moins probantes dans la Gazette des Hôpitaux et qui témoignent hautement des propriétés curatives de l'acide carbonique opposé, sous forme d'injections locales, aux ulcérations du col de l'utérus.

Dans ses expériences cliniques, confirme M. Ch. Bernard, l'acide carbonique a constamment produit ses effets habituels: « La pénétration du gaz dans le vagin, » ajoute-t-il, a toujours donné lieu à une » sensation de fraîcheur, bientôt suivie

» d'une chaleur douce et pénétrante dans
» tout le bassin et d'une diminution plus
» ou moins sensible des douleurs dont
» l'organe utérin était le siége : Cette atté-
» nuation de l'élément de douleur toujours
» s'est produite rapidement, sans être de
» longue durée ; l'amélioration se dissipait
» après quelques heures, et il fallait insister
» sur de nouvelles douches gazeuses pour
» s'opposer au retour des douleurs : aussi,
» toutes les fois que des troubles généraux
» ne se déclaraient pas, les douches étaient
» répétées deux et même trois fois chaque
» jour. »

Il est aujourd'hui constant, comme un
fait acquis à la science, qu'aucun médica-
ment narcotique ou autre que l'on a tour
à tour et vainement employé contre le can-
cer de l'utérus, ne le cède en efficacité à
l'action anesthésique ou analgésique du gaz
dont nous nous occupons (1).

(1) En présence des faits nombreux irrécu-
sables et qui tous ont été publiés par la presse

Ainsi que j'en ai parlé plus haut, on observe que les parties génitales se conges·

spéciale, je crois devoir ici appeler toute la sollicitude de la direction thermale de Vichy, sur une installation d'appareils convenables appropriés à cette médication si active, non moins puissante qu'exempte de dangers. Cette initiative éclairée que je recommande à toute l'attention de M. le Directeur, aurait surtout pour résultat direct, d'étendre le champ de la thérapeutique hydro-minérale à Vichy ; grâce à cette innovation qu'il est facile de réaliser à peu de frais, on pourrait voir se produire à notre Établissement des guérisons qu'il était jusqu'ici impossible d'obtenir dans cette longue série d'affections utérines, où il existe une lésion organique. Les bénéfices à retirer de cette importante affaire, couvriraient au centuple les premiers frais insignifiants qu'elle exige. On n'ignore pas combien les maladies utérines se présentent nombreuses et variées à Vichy, et qu'il est parmi elles bien des cas où l'on est contraint, soit d'interrompre, soit de proscrire dès le début, l'emploi interne ou externe des eaux thermales, en raison même de leur suractivité : il n'en serait plus ainsi, il s'en faut, s'il existait à la salle d'inhalation, un compartiment spécial réservé aux injections carbo·

5.

tionnent vivement, dès qu'elles sont sou-
mises à l'action de ce gaz, et c'est de cette

gazeuses locales, aux douches vaginales telles que
nos grands praticiens les ont appliquées, et telles
qu'on les utilise en Allemagne.

M. Callou, qui déjà vient de donner une extension nouvelle, cette année, à la médication
hydro-carbonique ; ne peut manquer de couronner son œuvre, en ouvrant lui-même cette
nouvelle voie au traitement, et faisant surtout
surveiller la prise du gaz au point d'émergence.
Il importe que le courant de celui-ci ait un
degré d'intensité convenable et suffisamment ali-
menté. Dans le cas contraire, rien n'est plus
simple et moins coûteux que de renforcer artifi -
ciellement ce jet de gaz, dont l'écoulement doit
être uniforme, régulier et s'opérant sous une
pression dont la force dépend de l'immersion plus
ou moins profonde de la cloche, au griffon de la
source. Cette cloche doit avoir ses bords plongeant
toujours de 1 à 2 décimètres dans l'eau même
du puits ; il est à présumer que cette disposition
n'est pas toujours maintenue, il est donc très-
facile d'y remédier, et il suffit ici d'en signaler
l'immense importance, pour qu'on s'empresse de
tout modifier à cet endroit par une plus active
surveillance. Ce moyen thérapeutique, confirme

façon qu'il est permis de se rendre compte de la rapidité avec laquelle il opère ; puisqu'il a suffi, dans quelques circonstances, d'une seule et unique séance d'immersion pour déterminer l'évacuation sanguine.

Que si quelque incident hémorragique grave venait tout à coup à survenir, sous l'influence de l'acide carbonique, le praticien reste toujours maître du terrain et conjure le danger par l'application des ventouses sèches appliquées sur l'abdomen ou la région mammaire. Le vieillard de Cos en recommande lui-même les bons résultats dans ce simple aphorisme : *Mulieri menstrua si velis cohibere, cucurbitam quam maximam ad mammas appone.* L'action hémostatique de ce moyen si sim-

le vénérable docteur A. Grandville, est un de ceux qui opère tout seul : le gaz carbonique contenu dans les eaux, fera son chemin dans le monde médical : dans le traitement des maladies des femmes, il produira ses bons effets, sans que l'on ait besoin de recourir au speculum, aux cautérisations ni aux instruments tranchants.

ple est d'une énergie qui contraste avec sa simplicité; ses effets sont presque héroïques, alors que tous les autres médicaments, le perchlorure de fer, la sabine, le seigle ergoté, ont échoué; si donc la malade, soumise aux bains de gaz, pour un cas de dysménorrhée ou autre, était menacée d'une hémorragie utérine, on en arrêterait aussitôt les effets par cette médication, qui doit être préférée à toute autre; à côté de l'exagération thérapeutique se trouve donc le remède dont je viens de parler et qu'on ne saurait trop recommander dans cette circonstance.

J'ai pu constater cet effet chez une dame à laquelle j'avais ordonné ces bains de gaz pour une autre affection de nature névralgique. Après quelques séances, suivies sans interruption, les fonctions menstruelles anticipèrent de huit jours sur l'époque habituelle et prirent même un instant le caractère hémorragique, mais sans qu'il en résultât le moindre retentissement sur l'état général; on doit donc ne pas perdre de vue les propriétés emménagogues du gaz acide carbonique, surtout chez les femmes exposées à des pertes mensuelles, lorsque l'on prescrit des bains de gaz pour d'autres motifs. Il importe de s'enquérir alors de l'époque de l'apparition des règles et suspendre la médication quelques jours auparavant; c'est surtout lorsqu'il est question d'aménorrhée ou de dysménorrhée placées sous la dépendance d'un état pléthorique que l'immersion est particulièrement utile et suivie d'effets immédiats. L'acide carbonique est donc encore un excitant spécifique, sous ce point de vue, un aphrodisiaque efficace. Je l'ai vue réussir dans un cas de chlorose confirmée, où les fonctions mensuelles irrégulières presque insignifiantes furent régularisées sous cette influence, aidé d'autre part de la médication thermale et d'un régime reconstituant et tonique.

Dans la névralgie sciatique, qui si souvent résiste obstinément à tous les agents, le gaz acide carbonique, pris sous forme de bain, opère quelquefois des résultats

inattendus. On comprend toute l'efficacité
produite dans cette affection, si l'on tient
compte de l'action spéciale qu'il exerce sur
les centres nerveux, une sédation mani-
nifeste, suivie quelquefois de résolution et
d'anesthésie; on peut le considérer comme
un modérateur des fonctions du système
nerveux, dont il apaise l'excitabilité, l'hy-
pérestésie.

On a enfin utilisé l'acide carbonique
dans certains cas d'arthrite goutteuse, et si,
dans cette maladie, le résultat n'a pas été
aussi satisfaisant qu'on eût pu le désirer,
on n'en a pas moins obtenu des modifi-
cations favorables, ce qui est beaucoup
déjà, lorsqu'il s'agit d'un état morbide
aussi opiniâtre, auquel on oppose générale-
lement une médication palliative.

Mais à côté des succès se trouvent les
revers; il s'en faut en effet que le traitement fondé sur les inhalations et les douches réussisse dans toutes les affections
pour lesquelles on le prescrit. Il est quelquefois impuissant chez un malade, alors

qu'il guérit chez un autre atteint de la
même affection. En dehors de l'idiosyn-
cratie du sujet, ces insuccès dépendent
d'une foule de circonstances : soit que le
malade n'ait pas la docilité voulue pour
se soumettre pendant un délai déterminé
à la médication : soit qu'il l'interrompe
d'une façon inopportune, ou qu'il existe
des conditions organiques particulières,
qui neutralisent tous les effets physiologiques qu'on peut retirer de cette méthode
dans d'autres conditions.

Malgré quelques insuccès inséparables
de toute médication dont ils ne sauraient
infirmer la valeur réelle, ce genre de traitement mérite une place importante en
thérapeutique. — Si nous envisageons les
résultats obtenus, son innocuité, son application facile, dont l'Allemagne a su tirer
une efficacité formelle, et qui, fondée aussi
sur des observations sérieuses, ouvre un
nouvel et fécond horizon à la médecine
thermale. Sachons du moins, à cet égard,
nous prémunir contre les préjugés, les en-

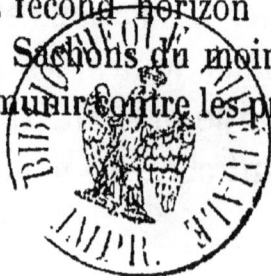

traînements irréfléchis, le scepticisme om-
brageux, toujours fidèles à la devise du
poète, et qui exige, en médecine surtout,
une stricte application : *Odi profanum*
vulgus et arceo.

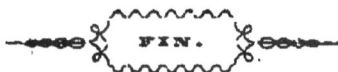

FIN.

Clermont, imp.r. Ferdinand Thibaud.

76